INFLUENCE

DU

RÉGIME SCOLAIRE

ET DES

MÉTHODES DE L'ENSEIGNEMENT ACTUEL

SUR LA SANTÉ DE LA JEUNESSE

PARIS. — IMPRIMERIE EMILE MARTINET, RUE MIGNON, 2.

INFLUENCE

DU

RÉGIME SCOLAIRE

ET DES

MÉTHODES DE L'ENSEIGNEMENT ACTUEL

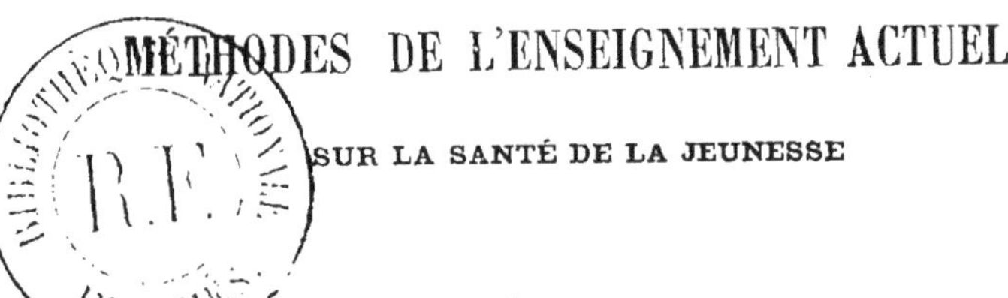

SUR LA SANTÉ DE LA JEUNESSE

RECHERCHES MÉDICO-PSYCHOLOGIQUES

PRÉSENTÉES AU CONCRÈS INTERNATIONAL DE BRUXELLES 1880

PAR LE DOCTEUR

GUSTAF KJELLBERG

Professeur de psychiatrie à la Faculté de médecine d'Upsala (Suède)
Membre du comité général du Congrès

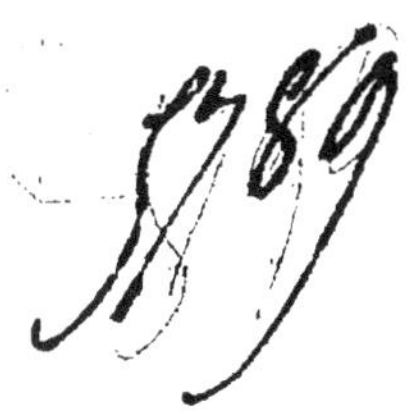

PARIS

ADRIEN DELAHAYE ET ÉMILE LECROSNIER, ÉDITEURS

PLACE DE L'ÉCOLE-DE-MÉDECINE

1880

INFLUENCE

DU

RÉGIME SCOLAIRE

ET DES

MÉTHODES DE L'ENSEIGNEMENT ACTUEL

SUR LA SANTÉ DE LA JEUNESSE

De tous les pays civilisés s'élèvent des plaintes alarmantes et parfois même d'une grande véhémence sur les mauvaises conditions du développement physique et moral de la jeunesse.

Des enfants et des jeunes gens d'une santé chétive, aux joues pâles et à l'esprit inerte, voilà maintenant ce que nous avons sous les yeux, et nous en sommes encore à chercher les signes précurseurs d'une amélioration pour l'avenir.

Quand on voit les symptômes d'une sénilité précoce se manifester dans la jeunesse, on se demande si, parmi les races européennes, les sources de la vitalité ne seraient pas sur le point de se tarir pour jamais. Bien des esprits sont disposés à résoudre cette question par l'affirmative ; mais ils s'abandonnent, sous ce rapport, à des craintes exagérées. Il y a au contraire de nombreux motifs de croire que les causes du mal sont accidentelles et que, par conséquent, elles peuvent être écartées.

Si l'on examine de près l'état de faiblesse que l'on constate si souvent aujourd'hui chez les jeunes gens, c'est d'abord l'anémie qui se manifeste plus ou moins grave, avec un affaiblissement général, un manque d'intérêt et d'énergie pour toute espèce de travail. Ces dispositions se compliquent souvent de troubles cérébraux, tels que mal de tête, vertige ou même évanouissement, irritabilité de l'humeur, insomnie, surtout avant minuit, sommeil agité et un grand abattement au réveil.

Quant à la fréquence de ces indispositions, il est facile de reconnaître que c'est la jeunesse des villes qui en est le plus souvent affectée, surtout celle des écoles et des lycées. Ce n'est donc pas le manque des conditions nécessaires au développement normal de la vie physique qui a entraîné de telles conséquences. Ces enfants vivent généralement dans des familles qui sont à l'abri du besoin et de la misère; ils n'ont pas à souffrir de la faim ni du froid, et ils ne sont pas réduits à vivre dans des appartements malsains. Pourquoi donc chez ces enfants le développement physique et même intellectuel est-il souvent plus faible que chez les enfants des classes pauvres auxquels ont manqué presque tous les soins ?

On pourrait être porté à attribuer à la trop grande indulgence des mères pour leurs enfants durant le premier âge une mollesse qui arrête le développement physique de ceux-ci, et l'on ne peut nier qu'il y ait des enfants, d'ailleurs très sains, qui doivent aux soins excessifs de mères plus tendres que prudentes l'affaiblissement de leur constitution; mais, à vrai dire, ces cas ne sont pas des plus communs. L'hygiène, appropriée à l'enfant bien constitué, est ce qui distingue particulièrement la vie domestique dans les familles aisées. Pendant les premières années de l'enfance, le développement physique s'effectue régulièrement. Tant que les enfants sont sous la direction vigilante et pratique de la femme, on les trouve sains et frais; mais cet état de choses change souvent dès que s'ouvre l'une des périodes les plus importantes de leur vie, celle que j'appellerai la période scolaire.

Or, si nous examinons de plus près l'influence que l'école peut exercer sur la santé de la jeunesse, nous découvrons bientôt que cette influence peut être assez grande.

Dans la question qui nous occupe, le local a une importance qui n'a pas échappé à l'attention des administrations scolaires; on le voit au soin tout particulier qu'elles apportent aujourd'hui à la construction des écoles publiques dans les différentes contrées de l'Europe.

Ces établissements sont presque partout bien aménagés, et l'on pourrait même citer plusieurs États où ils sont dans des conditions excellentes. Pour la pureté de l'air, pour la répartition de la lumière et de la chaleur, toutes les mesures nécessaires ont été prises.

Ce n'est pas dans les édifices scolaires et dans leurs dispositions extérieures que nous devons trouver l'explication du fait que nous avons signalé.

Soumises même à une inspection rigoureuse, les maisons d'école, en général, peuvent subir sans désavantage une telle épreuve.

Il faut donc chercher ailleurs ce qu'il y a de défectueux au point de vue de l'hygiène, et c'est du côté de l'organisation des études dans l'école que nous devons diriger notre enquête.

Des protestations énergiques ont été déjà formulées contre les efforts excessifs imposés à l'intelligence des enfants pour satisfaire aux exigences des programmes d'études de plus en plus chargés. Ce sont surtout les dispositions relatives à l'enseignement des langues qui ont été l'objet des critiques. Dans certaines écoles, il faut que presque les deux tiers des heures de travail soient employés à l'étude abstraite de la langue, et que la grammaire soit mise entre les mains d'enfants qui ne sont pas encore arrivés à un développement intellectuel suffisant pour la comprendre.

Je n'aborderai pas d'une façon plus directe les questions qui sont du ressort de la pédagogie, je ne veux que m'assurer, au seul point de vue de la médecine, si un travail forcé existe ou non dans les écoles actuelles.

Les programmes d'enseignement, qui servent de base à la répartition des heures consacrées aux études dans les différents pays, indiquent jusqu'à quarante-huit heures de travail par semaine (1). Les élèves des écoles respectives ont alors cinq six, jusqu'à huit heures de travail obligatoire par jour. Mais en dehors de ces programmes, il y a encore la préparation des leçons qui représente, en réalité, un nombre d'heures indéterminé.

Les maîtres, il est vrai, sont tenus par les règlements scolaires de veiller à ce que les travaux qui doivent être faits, en dehors de la classe, soient en rapport avec les forces des élèves. Ces travaux donnés avec ménagement ne peuvent être augmentés que peu à peu, à mesure que les forces intellectuelles de l'élève se développent.

Mais ces dispositions si prudentes, que l'on trouve en général dans les règlements *relatifs* aux écoles, prouvent seulement que dans quelques pays on a vu de quel côté était le danger.

Malheureusement on est encore bien loin d'avoir atteint le but que l'on se propose.

(1) 20 à 30 en Angleterre, 28 à 32 en Suède, 40 à 48 en France.

Le livre d'enseignement doit surtout aider l'élève à fixer dans sa mémoire ce qu'il a déjà compris; mais combien y a-t-il d'élèves à qui cette prescription puisse être profitable? Le travail qui ne peut pas être préparé dans la salle d'école doit l'être évidemment pendant les heures de liberté qu'on laisse à l'élève. Ces travaux supplémentaires deviennent donc le complément nécessaire du travail qui n'a pu s'achever dans l'école. Il en résulte que les cinq, six ou huit heures d'étude réglementée s'augmentent insensiblement de deux, de trois, de quatre heures par jour, suivant les difficultés des matières et l'aptitude intellectuelle des élèves.

Pour un individu, ayant atteint son développement normal, en bonne santé et à la fleur de l'âge, un travail de tête exigeant sept, huit à dix heures par jour, ne peut être regardé comme une bagatelle, et s'il est obligé de le continuer quelque temps, il faut apporter beaucoup de soin et de mesure dans la répartition des heures de la journée consacrées à l'étude pour que la santé ne soit pas sérieusement compromise. On regarderait généralement comme absurde d'astreindre à un tel travail un enfant en pleine croissance; et pourtant cela se fait sous nos yeux tous les jours.

En principe il y a une répartition bien déterminée du repos et du travail; mais en réalité il ne faut tenir presque aucun compte des heures de repos, qui sont remplies aux trois quarts par le travail que nécessite la préparation des leçons. A peine les élèves ont-ils pu jouir en paix des heures de récréation, qu'il leur faut de nouveau reprendre le livre, et les courts intervalles de repos entre les heures d'étude que les règlements leur accordent n'existent pas de fait, si ce n'est dans les tristes cas où l'élève a déjà perdu toute énergie, toute application, et jusqu'à la bonne volonté elle-même.

Il résulte de ce régime que chez l'élève docile et laborieux les organes qui servent au travail de la pensée sont astreints presque sans interruption à un exercice forcé, depuis l'heure matinale où l'enfant est réveillé jusqu'au moment où, la soirée finie, il va se mettre au lit, la tête lourde et fatiguée. Un tel régime devrait inspirer une certaine défiance à ceux qui l'observent, quand même ils n'auraient aucune connaissance de la physiologie du cerveau. Si l'on envisage au contraire les lois auxquelles la vie physiologique et le système nerveux particulièrement sont soumis, cette défiance fait place à la crainte la mieux fondée, car on sent que l'on a devant soi un véritable danger à conjurer.

Quoique notre connaissance des rapports qui existent entre le cerveau et l'activité de la pensée soit imparfaite et laisse encore bien des lacunes à combler, nous savons cependant qu'il faut au travail psychique certaines conditions matérielles, et que ce travail peut réagir à son tour sur l'organe au moyen duquel il se produit. Si la circulation du sang qui se dirige vers le cerveau est interrompue, toute action de la pensée cesse immédiatement et le sujet perd la connaissance à l'instant même. Il y a donc une condition tout à fait déterminante pour l'action de la pensée, c'est que les éléments primitifs que nous appelons les cellules nerveuses du cerveau soient alimentés à chaque instant par la nourriture qui leur convient.

Mais l'affluence du sang au cerveau n'est pas constamment la même chez le même individu. Elle varie selon que le travail de la nutrition s'effectue avec une rapidité plus ou moins grande, et celui-là est, à son tour, réglé par les alternances d'activité et de repos : « *Ubi irritatio, ibi affluxus.* »

Quant à la cellule nerveuse du cerveau elle-même, elle n'est nullement insensible aux vicissitudes de la nutrition. Elle n'est pas une machine dont l'activité ne dépend que du degré de calorique qui la met en mouvement, mais elle fait partie d'un organisme vivant, et par conséquent elle est soumise aux lois générales et fixes de la vie organique.

Astreinte au procès physique de la vitalité d'un organe, la pensée de l'homme ne peut donc, sans faire violence à la nature, être absorbée sans interruption par l'étude au delà d'un temps qui pour chaque individu est nettement déterminé. La durée de ce temps est, selon la constitution des individus, très variable, et elle ne subit pas seulement l'influence de l'âge ou de l'énergie plus ou moins grande du système nerveux lui-même, mais elle dépend aussi de la qualité du sang qui est apporté au cerveau.

Lorsque la quantité des éléments nutritifs du sang est diminuée, comme dans l'anémie, la durée de la résistance au travail est aussi réduite, et le travail de la pensée s'effectue plus lentement et avec plus de difficulté. Cette réduction de la force nécessaire pour un travail intellectuel peut même, dans certains cas pathologiques, aboutir à l'incapacité absolue. Une personne anémique est donc incapable d'effectuer, *ceteris paribus*, un travail qui exige un peu de tension d'esprit, dans le même espace de temps qu'une autre personne dont le sang aurait une composition normale. Des expérimentations faites sur des animaux ont démontré que la circulation du sang qui se dirige vers le cerveau peut être considérablement affaiblie et en partie remplacée par de l'eau, sans que l'animal soit véritablement lésé, mais sa capacité de perception est momentanément réduite d'une manière très considérable.

La fatigue est la conséquence naturelle d'un travail assidu;

mais elle se manifeste plus ou moins vite suivant que les conditions organiques du sujet sont différentes. Ce sentiment, d'un effet tout particulier, est l'avertissement que donne la nature de chercher un repos qui doit réparer les forces employées et perdues pendant le travail. La fatigue qui résulte d'une tension continuelle de l'esprit indique donc que les cellules du cerveau ont besoin d'un repos dont elles ne sauraient se passer sans tomber dans une irritation qui peut aboutir à l'état morbide. Les alternances de travail et de repos pendant des heures déterminées sont donc, pour les fonctions normales du cerveau, d'une importance aussi grande que pour les autres organes du corps, et un dérangement d'équilibre entre le travail et le repos au détriment de celui-ci ne peut qu'exercer une influence funeste sur la santé.

Un état si contraire aux lois physiologiques renferme un danger pour l'individu, quel que soit l'âge où il se trouve; mais le danger n'est jamais plus grand que lorsque l'organe surmené est encore dans sa période de développement. Il est donc de toute évidence que si l'on entretient dans le cerveau d'un enfant en pleine croissance une irritation permanente par un travail de tête qui dépasse la mesure indiquée par la nature elle-même, il y a là un grave danger pour le développement intellectuel du jeune sujet, et un tel procédé ne saurait être justifié sous aucun rapport.

La conséquence la plus immédiate d'un tel état, s'il se prolonge pendant une période plus longue, c'est que la nutrition du cerveau commence à s'effectuer moins régulièrement. L'action végétative de la réduction n'a pas le temps de s'achever dans le repos insuffisant qu'on lui consacre, et l'équilibre entre les fonctions vitales des organes, si nécessaire pour la santé, ne peut pas être maintenu. Le travail intellectuel, dont les principaux effets doivent être de fortifier et de développer l'intelligence, ne sert au contraire qu'à affaiblir et même à épuiser à la longue son propre instrument.

Nous avons seulement considéré, jusqu'ici, le repos intellectuel que comporte l'état de veille; mais ce qui est d'une importance encore plus grande pour la conservation de la santé, c'est le repos complet ou le sommeil. C'est le côté réductif du travail incessant de la vie physiologique qui se manifeste surtout pendant le sommeil, et celui-là pas plus que le côté positif ne doit être négligé. Il est aussi indispensable d'éliminer les éléments usés que de les remplacer par d'autres, et peut-être faut-il chercher la cause de la plupart des maladies dans la disproportion qui peut exister entre ces deux facteurs.

Des opinions très différentes ont été émises sur les rapports qui existent entre la circulation du sang et les cellules du cerveau pendant le sommeil. L'ancienne opinion qui admettait un état physiologique d'hyperhémie dans le cerveau pendant le sommeil ne peut plus se soutenir depuis que des observations directes en ont démontré la fausseté. Dans de graves lésions du crâne où la surface du cerveau avait été mise à nu, on a trouvé que l'affluence du sang diminuait et que la surface pâlissait aussitôt que le blessé s'était endormi, et qu'au contraire lorsqu'il était éveillé le cerveau reprenait sa couleur.

L'état de veille est donc accompagné d'une plus grande affluence de sang au cerveau, et cette hyperhémie physiologique doit encore être augmentée par suite d'une tension de l'esprit. Mais comme l'affluence du sang s'est accrue pendant la journée, un repos absolu est indispensable pendant la nuit, pour que l'équilibre nutritif du cerveau puisse être rétabli avant que le travail du lendemain ait commencé. C'est là l'ordre qui a été, une fois pour toutes, établi par le Maître de la nature, et les vaines tentatives des hommes pour s'y soustraire ont toujours eu les suites les plus funestes.

Pour tout être humain le renouvellement des forces par le sommeil est absolument indispensable, mais le besoin de sommeil se fait plus ou moins sentir selon la complexion des individus. Plus les phénomènes de la vitalité sont rapides, plus il est grand et irrésistible, et c'est dans la période du développement physique que l'action du sommeil a le plus de puissance. La vie humaine commence en quelque sorte par un sommeil ininterrompu, et c'est dans cet état que l'enfant passe presque toute la première année de son existence. L'insomnie, durant cette période si importante pour le développement cérébral, est le symptôme d'un certain trouble dans les fonctions nutritives, trouble qui a souvent pour conséquence un ébranlement du système nerveux et même l'idiotisme.

Lors de la période du développement plus régulier, quoique moins rapide, qui commence dès la cinquième année, le sommeil se régularise, il est alors presque circonscrit dans les limites de la nuit et il dure ordinairement environ douze heures. L'enfant résiste au sommeil pendant la plus grande partie de la journée, mais il a encore du penchant à s'endormir vers midi. Dès la huitième ou la dixième année, le besoin de sommeil pendant la journée cesse complètement; pendant la nuit un sommeil continu de dix à onze heures est pourtant encore nécessaire.

Si, durant cette période, on réduit le sommeil des enfants, on empêche leur développement normal, et par conséquent on les rend plus faibles au physique et au moral qu'ils ne le seraient devenus sous un régime d'éducation plus physiologique.

L'ancien précepte scolaire : « *Septem horas dormisse sat est juvenique senique,* » est donc faux, du moins s'il s'applique à la jeunesse, et il est bien temps que cette vérité soit plus généralement reconnue qu'elle ne paraît l'avoir été jusqu'ici. La règle qui devrait être formulée serait plutôt celle-ci : *N'éveillez jamais un enfant qui dort, si c'est possible.*

En général, les écoles ouvrent à des heures matinales, et c'est là une mesure convenable, mais elle comporte nécessairement pour les jeunes écoliers la possibilité de se coucher de bonne heure. L'habitude trop commune de prolonger le travail du jour jusqu'aux dernières limites de la soirée est donc une grande erreur physiologique que devraient combattre énergiquement les maîtres et les éducateurs de la jeunesse.

Pour que le travail exerce une influence salutaire sur le développement des facultés intellectuelles de l'adolescent, il est nécessaire que les heures d'étude n'empiètent pas sur les heures qui doivent être affectées au sommeil, et je voudrais poser comme règle générale que pendant toute la période de la croissance on n'affectât pas moins de dix heures au repos de la nuit.

La question subsidaire est donc celle-ci : savoir combien de temps la jeunesse en pleine croissance peut consacrer chaque jour à un travail de tête, sans que la santé ait à en souffrir.

Il est évident que ce temps doit se mesurer d'après l'âge, les dispositions et le tempérament de chaque sujet ; mais, en général, on pourrait poser comme règle : 1° qu'avant la quinzième année, le travail qui exige alors une plus grande tension d'esprit ne doit jamais durer plus de deux heures de suite, et 2° que le temps réservé au repos intellectuel doit être aussi long au moins que le temps donné à l'étude. Si l'on accorde dix heures pour le repos de la nuit, on ne doit jamais en consacrer plus de six à sept au travail de l'école, y compris les heures employées à la préparation des leçons de toute espèce.

Il reste donc à examiner si, pour des jeunes gens d'une capacité intellectuelle ordinaire, il est possible d'apprendre dans ces limites de temps toutes les matières dont les programmes des différents pays sont actuellement surchargés. N'étant pas pédagogue, je ne me crois pas apte à résoudre cette question ; mais il me semble évident, d'après ce qui précède, qu'un excédant de travail existe de fait, et c'est en raison des conséquences désastreuses qu'il peut avoir que je le signale tout particulièrement à l'attention de mes confrères.

S'il est vrai, en outre, que la jeunesse ne puisse satisfaire aux exigences des programmes, sans être condamnée à des efforts que ne comporte pas son développement physique et intellectuel, je regarde comme un devoir de demander, au nom de cette jeunesse, que la tâche qu'on lui impose soit proportionnée à ses forces.

Pour un observateur attentif, il ne sera pas difficile de constater que les fâcheux résultats d'un régime de travail excessif dans les écoles, se produisent depuis longtemps déjà. On se plaint généralement que les véritables et grands génies, les caractères bien trempés, deviennent de plus en plus rares parmi les hommes de notre temps ; mais comment pourrait-il en être autrement, quand l'énergie morale est étouffée dans son germe par la multitude des choses disparates qu'on fait entrer sans cesse dans l'esprit de la jeunesse.

On ne laisse à l'élève ni la faculté de choisir ses études suivant sa vocation, ni le temps d'exercer sa propre pensée. Il n'y a qu'un seul moule où l'on jette de force toutes les intelligences, et, lorsqu'elles en sortent, on s'étonne qu'elles se ressemblent toutes.

Mais, à mesure que les facultés supérieures privées de leur alimentation naturelle s'étiolent, les aptitudes inférieures se développent aux dépens des premières. A peine une grande pensée vient-elle à échauffer le cœur du jeune homme, qu'elle est étouffée sous la multitude des devoirs imposés, et ne laisse après elle que la fatigue et le dégoût. Alors s'éveillent facilement les désirs vulgaires qui poussent aux jouissances matérielles. Comment alors le jeune homme soutiendra-t-il un combat inégal, et comment l'école a-t-elle rempli sa mission, qui consiste à se charger de la culture supérieure des jeunes esprits pour les préparer aux luttes prochaines de la vie?

Si l'on suit d'un œil attentif les manifestations de la vie intellectuelle dans toutes les sphères de la société moderne, il faut avouer que les aptitudes supérieures ont été l'objet de bien peu de soins. Ce qu'on remarque partout à côté de l'égoïsme, de la vanité et de l'orgueil, c'est le goût de la dissipation, c'est la soif du plaisir; mais ce qu'on trouverait plus difficilement, ce sont les mâles vertus et les grands caractères dont les siècles passés nous ont offert tant d'exemples.

Je ne doute pas qu'il n'y ait eu aussi de notre temps, chez certains individus, de remarquables aptitudes, car les instincts des peuples sont encore les mêmes; ces aptitudes ont été affinées, je le veux bien, mais elles ont diminué quant à la puissance.

Ce ne sont pas seulement les grandes aptitudes qui ont perdu leur force native sous la pression exagérée de l'école;

peut-être les pertes sont-elles encore plus sensibles pour les petites.

J'ai pu constater par de nombreux exemples que ni la jeunesse ni les efforts les plus persévérants n'ont pu réparer la diminution de force intellectuelle qui a été occasionnée par un travail excessif et le défaut de sommeil pendant la période de développement.

La chose ne s'explique pas par l'axiome si commun de *studia invita Minerva;* ce ne sont pas ordinairement les aptitudes ni la bonne volonté qui font défaut, ce sont les forces.

Pendant la période de la vie où non seulement les organes du corps doivent posséder la force et la santé, mais où la pensée elle-même doit être à l'aise dans les sphères nouvelles qu'elle aborde, le jeune homme est souvent obligé de reconnaître que les forces lui manquent, même pour atteindre un but assez restreint.

L'irritation prolongée des centres nerveux n'est pourtant pas la seule cause de la débilitation qui affecte la jeunesse de notre temps. Il y en a d'autres aussi sur lesquelles je voudrais appeler l'attention, mais je me bornerai à ne signaler que le manque de mouvement et d'exercices corporels.

Lorsque la plus grande partie de la journée est remplie, soit par le travail des classes, soit par la préparation des leçons, il en résulte qu'il ne reste que très peu de temps pour l'exercice au grand air. On a essayé dans quelques pays de remédier à cet inconvénient en consacrant à la gymnastique quelques heures par semaine, mais cette compensation est trop chétive pour qu'on puisse y attacher une importance réelle. Un développement plus plastique du système musculaire et une certaine souplesse dans les mouvements du corps peuvent être acquis de la sorte ; ce sont là des avantages qu'il ne faut pas dédaigner, mais ils ne donnent pas une satisfaction suffisante au besoin d'air pur et de mouvement prolongé auquel est soumis l'organisme juvénile.

Pour que le corps en pleine croissance se développe dans les meilleures conditions de force et de santé, il faut qu'il passe plusieurs heures par jour au grand air, quand le temps le permet. Ce temps peut aussi être employé à une occupation utile et instructive. Des exercices militaires, des travaux de jardinage, des travaux topographiques, des excursions botaniques et des jeux de toutes espèces offrent autant d'intérêt que de variété. Des espaces libres pour les jeux de balle et autres existent en maint endroit. Mais dans toute école de garçons bien organisée, il devrait y avoir aussi un parc et un jardin botanique pour la culture des plantes. L'aspect de la nature charme le regard, exerce le raisonnement et échauffe le cœur, car le jeune homme dont l'œil s'est une fois ouvert sur les richesses et les bienfaits inépuisables de la création ne peut que se sentir rempli d'amour et de reconnaissance pour l'auteur de toutes choses.

Pendant la mauvaise saison les jeux et les exercices peuvent avoir lieu dans des salles de gymnastique spacieuses et suffisamment ventilées. Sous ce rapport comme sous beaucoup d'autres, les maisons scolaires de la Suède serviraient de modèles ; quant aux dispositions prises pour favoriser les jeux et les exercices en plein air, il en faut décerner les prix aux écoles anglaises, surtout aux célèbres « *endowed schools* ».

Ce qui caractérise d'ailleurs ces écoles anglaises et les place complètement en dehors du système scolaire continental, c'est non seulement la modération dans les exigences du travail intellectuel, mais surtout le soin apporté au développement physique des élèves, et sur ce dernier point elles se rapprochent même des établissements d'éducation antiques (1).

Nos études sur les résultats de l'éducation ont été faites jusqu'ici au point de vue physiologique et psychologique, et nous avons signalé les dangers qu'entraîne le travail excessif imposé aux enfants dans les écoles actuelles. C'est à la pathologie cérébrale qu'il faudrait demander des témoignages irrécusables à l'appui de nos assertions; mais des recherches de cette nature dépassant le but que nous nous sommes assigné dans cet opuscule, nous nous bornerons à consulter l'histoire pour être à même de déterminer quelle a été l'influence des soins physiques et moraux donnés à la jeunesse sur la puissance et la grandeur des nations.

De toutes les grandes époques historiques, c'est l'antiquité qui nous offre les points de comparaison les plus instructifs. La vie des peuples anciens étant finie, il nous est possible d'étudier les diverses phases qu'ils ont traversées pour atteindre à l'apogée de leur développement et pour arriver au dernier degré de leur décadence.

Selon les récits de Xénophon et de Strabon, déjà les Mèdes et les Perses attachaient une grande importance au développement physique de la jeunesse qu'on exerçait chez eux à parcourir à pied de longues distances, à monter à cheval et à tirer de l'arc. La connaissance trop imparfaite que nous avons de ces peuples ne nous permettant pas d'étudier en

(1). Ces écoles libres et indépendantes existent depuis plus de trois siècles, et, parmi toutes les excellentes institutions de l'Angleterre. il n'y en a peut-être pas qui aient exercé une influence plus salutaire et plus féconde sur le peuple anglais. N'est-ce pas dans ces écoles que la plupart des hommes d'État de l'Angleterre ont été élevés et qu'ils ont pris l'habitude de régler, conformément à la raison et à la nature, l'emploi de leurs facultés et de leurs forces.

détail leur vie domestique, c'est sur le peuple grec que nous allons concentrer notre attention, car c'est celui chez lequel la civilisation antique poussa ses fleurs les plus belles.

Une multitude de documents sur la vie de ce peuple extraordinaire ont été rassemblés de toutes parts et à des époques bien différentes avec une peine et une diligence incroyables. Des livres, des inscriptions, des œuvres d'art, des armes et des monuments de toute espèce ont accru ce trésor de siècle en siècle, grâce aux patientes investigations et aux glorieuses découvertes de la science.

L'*Iliade* et l'*Odyssée* nous offrent les tableaux les plus anciens de la vie des Grecs; ce n'est cependant qu'à partir du cinquième siècle avant Jésus-Christ que les fragments de la littérature et de l'art hellénique commencent à fournir des matériaux qui font connaître la vie journalière des Grecs. C'est pourquoi nous recueillerons de cette grande époque quelques traits propres à élucider la question qui nous occupe et dont l'importance est la même pour tous les temps. Personne n'ignore d'ailleurs que l'influence de la culture hellénique s'est propagée de siècle en siècle parmi les peuples de l'Occident; on peut aisément en suivre la trace jusqu'à nos jours, et nos descendants seront longtemps encore les disciples des maîtres immortels qui ont fait de la Grèce antique la grande école de l'humanité.

Si l'on demande quelles furent les causes par lesquelles il a été possible au peuple hellénique, renfermé dans des limites si étroites, de gagner une avance si énorme sur tous les peuples contemporains, on répondra qu'en Grèce on comprenait mieux qu'ailleurs ce que réclamait de soins le développement harmonique des forces et des facultés de la jeunesse, et que l'on observait mieux les lois invariables de la nature.

Dans toute la manière de vivre des anciens Grecs, une saine perception des lois de la vie physique se manifeste, et sans doute cette notion plus profonde de la nature humaine tirait son origine de la médecine et spécialement de la médecine hippocratique.

Chez les Athéniens, la première éducation des enfants était presque exclusivement l'affaire des nourrices qui étaient en général des esclaves et qu'on regardait par cela même comme plus fidèles que les servantes à gage. Aussitôt que le garçon parvenu à sa septième année quittait la nourrice, il recevait un gardien viril dont la fonction était de l'accompagner partout, de surveiller sa conduite et de lui donner les soins nécessaires. Le pédagogue était sans cesse à ses côtés ; il le suivait à l'école, à la palestre, aux thermes, à la maison. Enfin, il ne le quittait pas avant qu'il eût atteint l'adolescence et fût en état de se diriger lui-même. Le pédagogue était, en général, un esclave, plus rarement un homme libre, qui se chargeait de cette fonction pour un traitement quelconque. L'éducation morale lui était confiée, mais ce n'était pas un instituteur proprement dit.

Le premier enseignement scolaire était donné par un maître privé. Il durait, à ce qu'il semble, huit mois chaque année, les vacances quatre mois pendant l'été. Ces maîtres d'études, peu aisés, n'avaient pas, d'ordinaire, de maisons d'écoles spécialement affectées à cet enseignement. Ils étaient, en général, réduits à se tenir sur les places publiques ou bien dans des locaux vacants où l'on disposait les sièges nécessaires. Lorsque le garçon avait appris à lire, à écrire et à compter, il quittait l'école élémentaire du grammatiste pour entrer chez quelque grammairien qui se chargeait de compléter son éducation. Le grammairien était un homme d'une instruction littéraire variée et il jouissait par cela même d'une plus grande considération que le grammatiste. Cependant il était rare qu'il pût s'élever jusqu'au rang de citoyen attique.

L'enseignement dans les écoles des grammairiens se composait, pour la plus grande partie, de l'étude des poèmes d'Homère et de quelques autres poètes dont les vers étaient récités par le maître, tandis que les jeunes élèves prenaient des notes. Ensuite, on passait aux études grammaticales et historiques qui s'appliquaient aux morceaux récités, puis à la déclamation, aux dissertations, aux récits et aux discours sur des sujets donnés.

La musique prenait une large part de l'enseignement donné dans les écoles grecques. Les jeunes hommes apprenaient à chanter les odes des poètes lyriques et à jouer de la lyre à sept cordes.

La musique n'était pourtant pas le seul art qui entrât dans l'éducation. L'œil aussi devait être initié aux beautés de la forme, et les anciens étaient si persuadés que l'art avait le pouvoir d'épurer le goût et d'ennoblir les sentiments de la jeunesse, qu'aucune école n'était regardée comme complète si l'on n'y enseignait aussi le dessin. On employait à cet effet des tables de buis qui étaient préparées de manière qu'on pût y dessiner avec un style métallique ou avec un pinceau. Grâce aux soins donnés par l'école au développement des aptitudes naissantes, l'art plastique put atteindre, chez les Grecs, une telle perfection, que ses chefs-d'œuvre sont encore des modèles qui n'ont jamais été surpassés.

Enfin les mathématiques et l'astronomie étaient également comprises dans l'enseignement des grammairiens, parce que ces sciences étaient considérées comme un moyen d'exercer et de fortifier le raisonnement.

La grammaire, la musique et les mathématiques composaient donc les trois divisions principales de l'enseignement dans les écoles grecques, mais avant tout, le maître devait pourvoir à ce que le jeune homme reçût physiquement les soins particuliers qui devaient entretenir sa santé et développer sa force. Une certaine partie de la journée était affectée aux exercices du corps et aux jeux, en dehors desquels il faut encore tenir compte du bain qui était regardé, lui aussi, comme indispensable (1).

L'éducation de la jeunesse en Grèce avait un double but : le jeune homme devait apprendre à soigner son corps et à cultiver son intelligence. Dans les différents États, on choisissait de préférence l'une ou l'autre de ces directions principales, mais on était toujours convaincu de l'importance de toutes les deux. A Sparte, les exercices du corps tenaient une grande place dans l'éducation, et on ne les séparait pas de l'habitude de lutter héroïquement contre les souffrances et les privations de toute espèce. Les Thébains aussi se distinguaient par leur goût un peu exclusif pour tous les exercices physiques, tandis que les Athéniens fréquentaient, il semble, avec le même empressement la palestre et l'Académie. Un coup d'œil sur la vie quotidienne de la jeunesse athénienne ne sera donc pas sans intérêt.

Au lever du soleil, les jeunes gens se rassemblaient pour commencer leurs exercices. Pour les garçons d'un âge plus tendre les exercices se composaient surtout de jeux dont on trouve un nombre considérable mentionné chez les auteurs anciens. Le cerceau, qui était poussé en avant à l'aide d'un

(1) Le bain grec était une institution qui influait très fortement sur la vie quotidienne, et qui était par conséquent d'une très grande importance pour l'hygiène en général. Pour la jeunesse, les bains froids et naturels dans un lac ou un fleuve étaient considérés comme les plus convenables ; mais on faisait également usage, dans les maisons, de bains chauds, accompagnés de frictions sous une température élevée.

bâton, était le jouet ordinaire des plus jeunes. Il était ordinairement de métal et avait de petites clochettes attachées à sa périphérie intérieure qui tintaient quand on les mettait en mouvement. La roulette était fort en vogue parmi les garçons d'un âge plus avancé ; mais le plus répandu de tous les jeux était le jeu de paume qui faisait également les délices des plus jeunes et des plus âgés. Tout fait supporter qu'il se pratiquait en général de la même manière qu'aujourd'hui : nous savons, du moins, que les joueurs se divisaient en deux partis qui chassaient les balles avec des raquettes et cherchaient à se surpasser les uns les autres. L'équitation était obligatoire pour les enfants des citoyens riches, et elle avait atteint un degré de perfection, dont l'admirable frise du Parthénon nous a conservé un éclatant témoignage.

Les exercices terminés, toute la foule se rendait au bain qui faisait partie de la palestre, et après que les membres débarrassés de la poussière et de la sueur dont ils étaient couverts avaient retrouvé dans une eau courante leur souplesse et leur fraîcheur, il y avait un repos de quelques instants. Puis on réparait ses forces par un repas frugal avant de commencer le travail de la journée.

Dès la quinzième année, le jeune homme était ordinairement en mesure de quitter son grammairien, et il cherchait alors à compléter son éducation dans d'autres établissements placés sous la direction immédiate de l'État.

Jusqu'alors ses exercices physiques n'avaient été, à proprement parler, que des jeux, et l'on avait eu soin de ne pas l'exposer à de trop grands efforts. A partir de ce moment, il devait endurcir son corps par des épreuves plus rudes, et entrait au gymnase qui était, à certains égards, une *école des hautes études*.

Originairement, les gymnases étaient destinés à servir de ieux d'exercices pour les jeunes gens qui se préparaient à servir la patrie par les armes, et ils étaient par conséquent placés sous la surveillance et la direction des fonctionnaires de l'État. Plus tard, ces gymnases acquirent une plus grande importance due à un tout autre genre d'activité, celle de l'esprit, qui se manifesta par de tels prodiges qu'aujourd'hui encore, lorsque nous dirigeons nos regards vers ce petit coin de l'Europe où fut le berceau lumineux d'une civilisation dont la nôtre est sortie presque tout entière, nous sommes transportés d'admiration et de reconnaissance.

Il y avait à Athènes quatre gymnases dont les noms sont parvenus à la postérité. A l'est de la ville était situé le Lycée avec la statue célèbre d'Apollon au pied de laquelle Aristote réunissait ses disciples, et près du Lycée, dans le bosquet d'Héraclès, se trouvait l'école cynique, *Cynosarge*. A six stades en dehors du mur circulaire, le long du fleuve Céphise, l'Académie, consacrée à Minerve, étendait vers l'ouest ses fameuses promenades, au milieu desquelles Platon élevait sa voie puissante ; au centre de la ville fut créé un peu plus tard le gymnase de Ptolémée avec sa riche collection de manuscrits. Chacun de ces gymnases avait ses propres administrateurs appelés gymnasiarques, auxquels était confiée la direction des jeux et des fêtes. Tout jeune homme était obligé de se livrer pendant deux ans aux exercices gymnastiques et d'apprendre le maniement des armes pour avoir le droit de se faire inscrire comme citoyen attique. Avant d'être admis sur les listes et déclaré digne de défendre la patrie, il avait à subir un examen militaire et une inspection physique complète.

Le but principal de la gymnastique était de développer

les forces, la souplesse, l'agilité du corps et de l'endurcir à toutes les fatigues. On arrivait à ce résultat par les *cinq exercices :* la course, le saut, le disque, la lutte et le pugilat.

Parmi les différentes tribus de la Grèce, ce furent les Doriens, les conquérants du Péloponèse, qui, les premiers, soumirent à des lois l'éducation physique de la jeunesse ; mais ce fut aux Ioniens de l'Attique qu'il était réservé de la développer d'une façon tout à fait rationnelle et harmonique, en évitant les exagérations doriennes. L'histoire intérieure d'Athènes a donc des époques qui resteront toujours instructives. Elles le sont surtout en nous montrant jusqu'où peut s'élever un peuple qui sait donner à la jeunesse les soins qu'elle réclame, et un tel enseignement ne devrait pas être méconnu de notre siècle qui sacrifie presque entièrement la partie physique de l'éducation au développement intellectuel.

A Rome, la famille avait beaucoup plus d'importance qu'en Grèce. Le Romain ne voulait pas de lois qui réglementassent l'éducation d'une manière uniforme pour tous, et il ressentait de l'aversion pour toute espèce de publicité quand il s'agissait de ses enfants.

Les exercices corporels à Rome n'avaient d'autre but que de fortifier les jeunes gens et de les endurcir aux fatigues de la guerre, mais ils n'étaient ni déterminées ni prescrits par un pouvoir public. Dans ces exercices on avait surtout en vue la pratique et le maniement des armes.

A l'ouest de la ville, entre le Tibre d'un côté, les monts Capitolin et Quirinal de l'autre, était situé le fameux Champ de Mars, une vaste plaine de sept mille pieds romains de long sur cinq mille de large, où la jeunesse romaine se réunissait quotidiennement pour se livrer à des exercices corporels et à des jeux guerriers. Il y avait là assez d'espace pour tous et chacun était libre de choisir le genre d'exercice qui lui plaisait. L'aspect du Champ de Mars ne présentait pas dans ses dispositions l'ordre sévère et la régularité qu'on trouvait dans les gymnases grecs où les exercices se succédaient d'après un programme déterminé. Des cavaliers lancés au galop à travers la plaine luttaient de vélocité avec des chars attelés de chevaux fougueux, ailleurs c'étaient des courses à pied qui donnaient lieu à une émulation aussi ardente. Ceux qui s'exerçaient à lancer le javelot cherchaient à atteindre leur but à de longues distances, et les courtes épées romaines maniées par des mains vigoureuses frappaient sans relâche des figures de bois qui simulaient des ennemis. Les sauts par-dessus des barrières, le jeu de paume, les luttes corps à corps faisaient également partie des exercices quotidiens au nombre desquels on doit comprendre aussi la natation, car le Tibre était à quelques pas du Champ de Mars et on allait en foule se délasser dans ses eaux des fatigues de la journée.

On ne doit pas s'étonner que les exercices et les jeux de la jeunesse romaine aient pris de bonne heure un caractère guerrier, puisqu'à Rome l'état normal était la guerre, tandis que la paix n'y était qu'une exception. Les exercices ne furent donc pas chez les Romains l'objet de l'attention publique comme en Grèce, et il n'y eut jamais de gymnases. La guerre les remplaça, et une grande partie de la jeunesse fit son éducation dans les camps.

A mesure que la république romaine s'agrandissait par les conquêtes et que les soldats entraient en relations avec des peuples étrangers, l'éducation nationale perdait de plus en plus son antique simplicité; mais ce fut après la conquête de la Grèce qu'elle se transforma complètement, et l'on conçoit qu'un écrivain romain ait pu dire : *Græcia capta ferum victorem cepit.*

Les diverses phases du développement furent les mêmes ici qu'en Grèce. La culture de l'intelligence et la rhétorique prirent une importance exagérée, tandis que l'éducation morale fut négligée, et l'éducation physique, complètement délaissée, cessa de réagir contre le luxe et la mollesse. Le libre et fier Romain finit par devenir un esclave qui se courbait lâchement sous le fouet sanglant de ses oppresseurs.

Je crois avoir assez prouvé que les soins donnés de nos jours au développement physique de la jeunesse ne peuvent en aucune manière être comparés à ceux dont elle était l'objet de la part des Grecs et des Romains, et aussi qu'une réformation complète du système d'éducation actuel est indispensable. Il faut donc que les heures consacrées au travail intellectuel soient diminuées et que le temps affecté jusqu'ici aux exercices du corps soit augmenté dans la même proportion; mais on doit surtout veiller rigoureusement à ce que le sommeil de la nuit soit suffisant, car c'est là la condition fondamentale de la santé physique, le bien suprême de la vie terrestre. Si contrairement aux vues de la nature on n'accorde pas à l'enfance et à la jeunesse le repos dont elles ont besoin, si l'on veut imposer à des organes à peine formés des efforts dont ils seraient à peine capables à l'apogée de leur développement, on ne tardera pas à recueillir les tristes fruits d'un système d'*entraînement intellectuel* condamné par l'expérience et le bon sens; on n'aura bientôt plus que des générations sans vigueur physique, sans énergie morale, et, dans une société divisée par tant d'intérêts et de doctrines, on ne trouvera plus à opposer à l'activité fébrile et malsaine des passions l'inébranlable fermeté des caractères.

En ma qualité de médecin, je me suis cru obligé d'émettre publiquement mon opinion sur les résultats de la méthode d'enseignement adoptée aujourd'hui dans la plupart des établissements scolaires de l'Europe. Il m'a semblé qu'il y avait là une question d'une importance réelle pour les hommes compétents qui voudraient en faire l'objet d'un examen plus approfondi.

FIN

PARIS. — IMPRIMERIE DE E. MARTINET, RUE MIGNON, 2

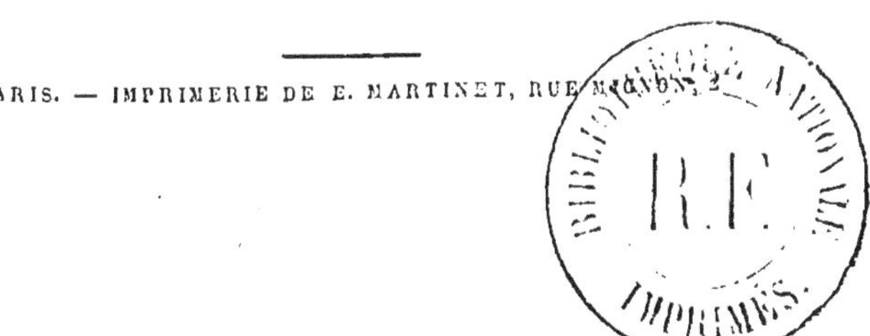

www.ingramcontent.com/pod-product-compliance
Ingram Content Group UK Ltd.
Pitfield, Milton Keynes, MK11 3LW, UK
UKHW020443220726
13923UKWH00005B/2303